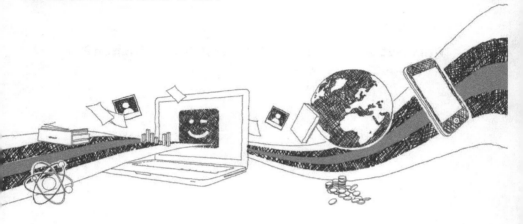
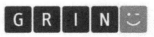

Astrid Kaßner

Burnout schon bei Kindern und Jugendlichen?

GRIN Verlag

Bibliografische Information der Deutschen Nationalbibliothek:

Die Deutsche Bibliothek verzeichnet diese Publikation in der Deutschen National-
bibliografie; detaillierte bibliografische Daten sind im Internet über http://dnb.d-
nb.de/ abrufbar.

Impressum:

Copyright © 2012 GRIN Verlag GmbH
Druck und Bindung: Books on Demand GmbH, Norderstedt Germany
ISBN: 978-3-656-60321-4

Dieses Buch bei GRIN:

http://www.grin.com/de/e-book/268951/burnout-schon-bei-kindern-und-jugendli-
chen

GRIN - Your knowledge has value

Der GRIN Verlag publiziert seit 1998 wissenschaftliche Arbeiten von Studenten, Hochschullehrern und anderen Akademikern als eBook und gedrucktes Buch. Die Verlagswebsite www.grin.com ist die ideale Plattform zur Veröffentlichung von Hausarbeiten, Abschlussarbeiten, wissenschaftlichen Aufsätzen, Dissertationen und Fachbüchern.

Besuchen Sie uns im Internet:

http://www.grin.com/

http://www.facebook.com/grincom

http://www.twitter.com/grin_com

Inhaltsverzeichnis

1 Fragestellung

Das Burnout-Syndrom galt lange Zeit als sogenannte Managerkrankheit. Sämtliche Anforderungen, Erwartungen und Verantwortlichkeiten der Manager stiegen zunehmend an und konnten von ihnen nicht mehr bewältigt werden. Sie waren überfordert, entnervt und ausgebrannt. Im späteren Verlauf der medizinischen Auseinandersetzung mit dem Thema wurde Burnout besonders den Dienstleistungsberufen zugeordnet. Kinder und Jugendliche galten nicht als Risikogruppe. Ehrgeiz, übermäßiges Engagement sowie ein übersteigerter Hang zum Perfektionismus gelten als typische Merkmale von Burnout. Warum sollten diese Merkmale nicht auch auf Kinder oder Jugendliche zutreffen? Unsere stark leistungsorientiert geprägte Gesellschaft legt den Grundstein für Burnout bereits in der Kindheit. Frühförderung im Kindergarten wird von der Ausnahme zum Alltag. Später sind Social Networks alltägliche Begleiter der Kinder und Jugendlichen. Möglich machen es Smartphone oder Communitys im Internet. Ständige Erreichbarkeit, Schule, nicht selten mit einer über 30-Unterrichts-stundenwoche, Musikunterricht und Orchester, Fußballvereine, Reitstunden oder Ballettunterricht, alles muss in die begrenzte Zeit einer Woche untergebracht werden und legt den Vergleich zum Fulltime-Job nahe. Freie Zeit „einfach nur zum Spielen" ist viel zu kurz oder gar nicht mehr verfügbar. Durch Lehrer- und damit verbundene Unterrichtsausfälle ist es die Regel, den versäumten Stoff am Nachmittag in den Familien mit noch mehr Hausaufgaben aufzufangen. Eltern hinterfragen diesen verrückten Kinderalltag nicht, solange die Schulnoten gut sind. Im Gegenteil, denn es kommen noch die mitunter sehr hohen Erwartungen der Eltern an ihre Kinder hinzu. Kinder kennen ihre persönlichen Grenzen nicht und arbeiten ohne Rücksicht auf die eigene Leistungsfähigkeit. Sie sind daher in einem wesentlich höheren Ausmaß gefährdet, in ein Burnout zu geraten (vgl. Gatterburg, Großbongard 2012: 120ff).

Warum tun Eltern so etwas ihren Kindern an? Weil von ihnen erwartet wird, dass sie als moderne Arbeitnehmer Unternehmerdenken und Teamgeist mitbringen. Gestaltungs- und Entscheidungsbefugnisse werden auf sie übertragen, deren Folge intellektuelle Überforderung und Marathonsitzungen sein können. Interessant klingende Begriffe wie „Reengineering" bedeuten, dass die Arbeitsplätze umgestaltet werden und immer weniger Mitarbeiter immer mehr Arbeit leisten sollen. Modernes Management ist geprägt von Gewinnoptimierung und Flexibilität. Die Forderung der Kunden nach höchsten Ansprüchen zu kostengünstigsten Konditionen rundet das Konstrukt ab. Kaum ein Berufstand kann sich heutzutage dem Zeitleiden Stress entziehen. Eltern wollen ihre Kinder bestmöglich auf das Berufsleben vorbereiten. Damit sie nicht „untergehen", in der sich global verändernden Welt (vgl. Gatterburg,Großbongard 2012: 123f; Jaggi 2008: 15).

Ob und inwiefern sich diese globalen Veränderungen auf unsere junge Generation auswirken, ist Grundlage meiner Arbeit. Unsere Gesellschaft und jeder Einzelne darin lebende steht unter einem enormen Stress und Druck. Doch wie geht damit unsere junge Generation um? Überträgt sich der Leistungsdruck? *Entsteht Burnout schon bei Kindern und Jugendlichen?* Ich möchte ebenso der Frage auf den Grund gehen, ob Burnout ein Zeitgeist ist oder vielleicht eine Modeerscheinung, die getrost ignoriert werden kann.

Um diese Fragen zu klären, werden zunächst grundlegende Aspekte der Epidemiologie sowie die Entstehung von Burnout geklärt. Dabei soll die Depression vom Burnout abgegrenzt werden. Anschließend wird erläutert, wie sich die Gesundheitssituation der Kinder und Jugendlichen darstellt und wie sie die Belastungen des Alltags meistert. Abschließend werden die Ressourcen betrachtet und die Gesundheitsförderung am Beispiel „Gesunde Schule" in Hamburg erläutert.

2 Begriffsbestimmungen

2.1 Epidemiologie in Deutschland

Um die Frage nach der besten gesundheitlichen Versorgung für die Bevölkerung zu klären, bedient sich die Gesundheitswissenschaft interdisziplinär der Epidemiologie[1].

„Epidemiologische Studienergebnisse sind ein zentraler Teil von Entscheidungs-prozessen in den Gesundheitswissenschaften: Sie helfen, die Häufig-keit eines Problems zu beschreiben, ursächliche Faktoren zu identifizieren und die Wirksamkeit von Interventionen zu beurteilen." (Hurrelmann, Razum 2012: 275).

Angewandte deskriptive[2] Epidemiologie wird im Arbeitsfeld der Gesundheits-berichterstattung betrieben. Da es tatsächlich Verhaltensweisen gibt, die ein erhöhtes Krankheits- oder Sterberisiko mit sich bringen, werden Krankheits-prävention und Gesundheitsförderung zunehmend wichtigere Aspekte der epi-demiologischen Forschung.

„Soll eine Präventionsmaßnahme wie beispielsweise ein Früherkennungs-programm (Screening) eingeführt werden? Ist eine bestimmte Verhaltensweise

---

[1] Epidemiologie: griechisch. *epi* „auf, über", *demos* „Volk", *logos* „Lehre"
[2] deskriptiv: beschreibend

hinreichend gesundheitsförderlich, dass sie allgemein empfohlen werden kann? Epidemiologische Daten und Studienergebnisse können bei der Beantwortung helfen." (Hurrelmann, Razum 2012: 278).

Epidemiologische Studien stehen dabei nicht außerhalb gesellschaftlicher Zusammenhänge und sind oft in der Fragestellung politisch motiviert (vgl. Hurrelmann, Razum 2012: 278f).

So wurde zum Beispiel die in dieser Arbeit verwendeten Teile der Studie zur Gesundheit von Kindern und Jugendlichen (KiGGS) durch das Bundesministerium für Gesundheit und Soziale Sicherung, sowie dem Bundesministerium für Bildung und Forschung in Auftrag gegeben.

2.1.1 Definition von Epidemiologie

„[Die] Epidemiologie beschäftigt sich mit der quantitativen Erforschung der Verteilung und der Determinanten (Risikofaktoren) von Krankheiten (oder allgemeiner gefasst von Gesundheitszuständen) in Bevölkerungen und der Anwendung der Erkenntnisse auf die Kontrolle (Prävention der Behandlung) von Krankheiten." (Schwartz et al. 2012: 410).

Erst wenn mehrere voneinander unabhängige Studien einen Zusammenhang zwischen Risikofaktoren und Erkrankung nachweisen, wird ein solcher ätiologischer[3] Zusammenhang akzeptiert. Die meisten Krankheiten werden durch eine Kombination mehrerer Risikofaktoren (multifaktorielle Genese) bedingt. Dies gilt es zu berücksichtigen und ist eine der Hauptschwierigkeiten epidemiologischer Forschung, dieses komplexe Zusammenwirken aufzuzeigen[4] (vgl. Schwartz et al. 2012: 411).

2.2. Burnout

Dr. Herbert Freudenberger, ein New Yorker Psychoanalytiker, schreibt 1974 in seiner ersten Publikation (zit. n. Jaggi 2008: 1):

„Was wir aufbauen, sind unsere Talente und Fähigkeiten, was wir einbringen, sind Überstunden für ein Minimum an finanziellem Ausgleich. Wir arbeiten zu viel, zu lange und zu intensiv. Wir fühlen einen inneren Druck zu arbeiten und zu helfen, und wir fühlen einen Druck von außen zu geben ... Aber genau wegen dieses Engagements tappen wir in die ‚Burnout-Falle'."

---

[3] ätiologisch: ursächlich, begründend
[4] Methoden der Epidemiologie bitte der Anlage 1 entnehmen

Burnout ist zunächst ein psychischer und physischer Kräfteverlust. Dabei ist es keinesfalls eine gesteigerte Befindlichkeit und Anspruchshaltung gegenüber den Inhalten der Arbeit, sondern bedingt durch die drastische Zunahme der Arbeitsverdichtung. Es ist eine totale Verausgabung von den menschlichen Ressourcen.

Burnout ist weder eine Neurose, noch eine andere psychische Krankheit, sondern eine eigene Art einer Erkrankung (vgl. Hoefert: 40f, Jaggi 2008: 1).

2.2.1 Definition von Burnout

Bisher finden sich über 50 Definitionen in der Literatur. Da Burnout keine Krankheit mit zuteilbaren diagnostischen Kriterien ist, wird Burnout von Jaggi in etwa so skizziert:

„'Burnout' ist eine körperliche, emotionale und geistige Erschöpfung aufgrund beruflicher Überbelastung. Dabei handelt es sich nicht um eine Arbeitsmüdigkeit, sondern um einen fortschreitenden Prozess, der mit wechselhaften Gefühlen der Erschöpfung und Anspannung einhergeht." (Jaggi 2008: 6)

2.2.2 Phasenverlauf von Burnout

Matthias Burisch hat einen Überblick über die Burnout-Symptomatik aufgezeigt.

Zunächst kommt es zu einem Überengagement mit psychischen Erschöpfungszeichen. Dieses Überengagement nimmt ab und reduziert sich („innere Kündigung"). Es kommt zu regressiven[5] Stimmungen des Versagens. Im weiteren Verlauf folgen emotionale Reaktionen und Schuldzuweisungen. Diese zeigen sich in Depressionen (Schuldgefühle, Selbstmitleid, Humorlosigkeit, Neigung zum Weinen, abrupte Stimmungsschwankungen, Hilflosigkeits- und Ohnmachtsgefühle) sowie in Aggressionen (Vorwürfe gegen andere, Ungeduld, Intoleranz, Nörgeleien, häufige Konflikte mit anderen, Misstrauen, Verleugnung der Eigenbeteiligung). Dies führt dann zu einem Abbau der Leistung, der Motivation, der Kreativität und der Entdifferenzierung[6]. Im weiteren Verlauf kommt es zu einer Verflachung des emotionalen, geistigen und sozialen Lebens. Psychosomatische Beschwerden wie Verspannung der Muskulatur, Kopfschmerzen, Verdauungsbeschwerden, Schwindel und Schlafprobleme stellen sich ein. Schließlich kann sich dann eine bedrohliche Verzweiflung breit machen mit Hoffnungslosigkeit, Gefühl der Sinnlosigkeit, Selbstmordabsichten und existenzieller Verzweiflung (vgl. Hoefert: 41ff; Jaggi 2008: 7).

---

[5] regressiv: rückläufig
[6] Entdifferenzierung: Rückentwicklung

2.2.3 Auslöser von Burnout

Den gesellschaftlichen Wandel prägen die Auflösung von Zwängen und Tabus, Rationalismus, Hedonismus, Verlust von Bindungen, sowie der wachsenden Trennung von Arbeit und Beruf. Dies sind nach Freudenberger die wesentlichen Ursachen von Burnout. Dieser Wandel führt zu einem „Klima der Verunsicherung" (Hoefert: 46). Daneben betont er jedoch auch die unrealistischen Erwartungen und das Überengagement der Betroffenen (vgl. Hoefert: 46). Stress und Mobbing können Auslöser von Burnout sein.[7]

2.2.4 Abgrenzung Burnout von Depression

Die Abgrenzung von Burnout zur Depression gestaltet sich schwierig, da das Burnout-Syndrom eine Sonderform der Depression ist. Hauptkrankheitszeichen der Depression sind: gedrückte Stimmung und Freudlosigkeit, Verlust von Interesse und Freude, erhöhte Ermüdbarkeit und verminderter Antrieb. Dazu können körperliche Symptome wie Kopfschmerzen, Rückenschmerzen und Magendrücken kommen. Depressive Symptome müssen zur Diagnostizierung der depressiven Episoden leicht, mittelgradig und schwer, sowie über eine bestimmte Zeitdauer vorliegen:

1. Ausgeprägte depressive Verstimmung

2. Verlust von Freude und Interessen

3. Antriebsminderung und Müdigkeit

4. Einbruch von Selbstvertrauen und Selbstwertgefühl

5. Übertriebene Selbstvorwürfe und Schuldgefühle

6. Körperliche Symptome (z.B. Gewichtsveränderungen)

Punkt 1-3 können sich durchaus mit Burnout überschneiden. Verstärkt sich der Burnout-Zustand, überlappen die Symptome immer mehr. Letztendlich sind aber beide Erkrankungen nicht scharf voneinander abzugrenzen. Jaggi hat den Versuch einer konzeptionellen Unterscheidung übernommen:

1. Burnout beschränkt sich auf Überbelastung.

2. Die Depression begleitet körperliche Symptome und wird nicht auf berufliche oder psychosoziale Belastungen beschränkt.

3. Die wahren Ursachen von Depressionen bleiben häufig unbekannt

(vgl. Jaggi 2008: 11).

---

[7] Stress und Mobbing bitte der Anlage 2 entnehmen

Burnout steht somit im Zusammenhang von äußeren Stressoren, mangelnder Unterstützung, Stress und zu hohem persönlichen Engagement.

2.3 Phasenverlauf der Kindheit und der Jugend

Die Kindheit und Jugend wird in Lebensabschnitte eingeteilt, von der Geburt bis zum Beginn der Pubertät (Adoleszenz), diese hier kurz erläutert werden.

Das Neugeborenenalter beträgt die 1.-4. Woche. Darauf folgt das Säuglingsalter bis zum 12. Monat. Kleinkinder sind Kinder des 1.-6. Lebensjahres gefolgt von den Schulkindern. Die Lebensphase der Adoleszenz ist die Phase des Heranwachsens, das „Jugendalter". Diese unterscheidet sich bei den Jungen in den Lebensjahren von 14 - 25 und bei den Mädchen vom 12. - 21. Lebensjahr (vgl. Roche Lexikon Medizin 1987: 24, 947).

3 Gesundheitsberichterstattung und Gesundheitswissenschaften in Deutschland

Die Gesundheitsberichterstattung ist ein Teilgebiet der Epidemiologie und umschreibt damit curricular[8] die Gesundheitswissenschaften.

Die Gesundheitswissenschaften, sowie die Gesundheitsberichterstattung gingen in Deutschland einen historischen Sonderweg. In den 1980er Jahren wurden die Gesundheitswissenschaften und die Gesundheitsberichterstattung „wiederbelebt" und dabei gezielt gesundheitspolitisch gefördert. Neue Ansätze der Gesundheitsforschung wurden durch die gesellschaftlichen und demografischen Veränderungen geradezu herausgefordert. Beim New Public Health stehen die Entwicklung und Steuerung des Gesundheitssystems im Vordergrund des Erkenntnisinteresses. Die Gesundheitsberichterstattung soll dabei ein adäquates Bild vom Gesundheitszustand der Bevölkerung oder einzelner Gruppen geben. Ebenso sollen Erfolge von Interventionen gemessen werden.

Die Gesundheitsberichterstattung ist angewandte Epidemiologie und zugleich ein gesundheitspolitisches Kommunikationsmedium. Sie ist ein Instrument (durch Gesundheitsziele oder landesweite Aktionsprogramme) der indirekten Steuerung im Gesundheitswesen. Die Qualität von Gesundheitsberichten soll zukünftig daran gemessen werden, welchen Einfluss diese auf die Gesundheitspolitik haben (vgl. Hurrelmann, Razum 2012: 413; Schwartz *et al.* 2012: 62).

---

[8] curricular: das Curriculum (Lehrplan) betreffend

Die wechselseitige Beziehung und eine Abgrenzung von Public Health und Gesundheitsberichterstattung nahmen 1992 Laaser und Schwartz vor (zit. n. Hurrelmann, Razum 2012: 404):

„Wenn Public Health die Summe der gesundheitlichen Einflüsse auf die Bevölkerung in Forschung und Lehre in multidisziplinärer Kooperation analysiert, dann lässt sich Gesundheitsberichterstattung als unerlässliche Infrastruktur von Public Health verstehen".

Im folgenden Verlauf der Arbeit werden Ergebnisse von unterschiedlichen Kinder und Jugendstudien in Deutschland ausschnittsweise dargestellt. Diese Studien sind im Rahmen der Gesundheitsberichterstattung erstellt worden.

3.1 Ergebnisse der 2. World Vision Kinderstudie – Kinder in Deutschland

Die 2. World Vision Kinderstudie über Kinder in Deutschland 2010 soll ein repräsentatives Bild von der Lebenssituation, den Wünschen, den Bedürfnissen und den Interessen der Kinder zeigen. Befragt wurden 2500 Kinder im Alter von 6 bis 11 Jahren. Die World Vision Kinderstudie bezieht sich auf Selbstaussagen der Kinder und folgt damit den Prämissen der Kinderforschung, Kinder als Experten ihres Lebens ernst zu nehmen (vgl. Hurrelmann *et al.* 2010: 13f).[9]

Zusammenfassend ergibt sich aus der Studie, dass Kinder in ihre Familien hineingeboren werden und mit ihr aufwachsen. Die Familie ist damit das primäre soziale System. Bei den Lebensbedingungen der Kinder ist von besonderer Bedeutung, in welche Familie die Kinder hineingeboren werden und welche Möglichkeiten die jeweilige Familie hat. Dies hängt ganz erheblich von den Rahmenbedingungen der Eltern ab (Bildungsstand der Eltern, sind sie arbeitslos oder erwerbstätig, ist die Familie vollständig oder unvollständig). In der internationalen Kinderforschung wird die Annahme vertreten, dass Kindheit durch die gesamtwirtschaftliche Situation und die weltweiten Entwicklungen geprägt wird. Weltweit finden sich gleiche Tendenzen der Globalisierung (Ausbau der Betreuung und Bildung, organisierte Freizeitprogramme, Mobilität der Eltern, starke Präsenz der Medien), die sich mit kurzer Zeitverzögerung auf das Kinderleben niederschlagen. Ein besonderes Symptom für wachsende Ungleichheiten ist das Ausmaß von ökonomischer Armut von Kindern und Familien. Die Zuspitzung der wirtschaftlichen Entwicklung und die Anspannungen am Arbeitsmarkt haben die Lage sozial schwacher Bevölkerungsgruppen verschlechtert. In diesen Bevölkerungsgruppen halten sich jedoch viele Kinder

---

[9] Weiterführende Informationen über die Ergebnisse der Kinderstudie bitte der Anlage 3 entnehmen

auf, die von dieser Entwicklung sehr stark betroffen sind (vgl. Hurrelmann *et al.* 2010: 35f).

Das positive Ergebnis der Kinderstudie ist, dass das selbst eingeschätzte Wohlbefinden der Kinder in Deutschland erfreulich hoch und damit Zeugnis einer guten Lebensqualität hier in Deutschland ist. Die negativen Ergebnisse der Studie sind: nicht alle Kinder fühlen sich in den für sie wichtigen Bereichen wohl, ein Zehntel der Kinder bemängelt die Situation in der Freizeit und dem Freundeskreis, ein Fünftel äußert sich negativ über die elterliche Zuwendung und zu den Freiheiten und fast ein Drittel der Kinder ist mit der schulischen Situation unzufrieden. In vielen Bereichen gibt es eine Kluft zwischen den Lebensbedingungen der Mehrheit und denen einer Minderheit. 20% der Kinder nehmen die Armut ihres Elternhauses als Ausgrenzung wahr oder fühlen sich vernachlässigt bzw. nicht hinreichend von den Eltern unterstützt (vgl. Hurrelmann *et al.* 2010: 394).

3.2 Ergebnisse der Shell Jugendstudie – Jugend 2010

Die 16. Shell Jugendstudie über die Jugend in Deutschland ist eine repräsentative Befragung von 2500 Jugendlichen im Alter von 12 bis 25 Jahren. In der Jugendstudie werden fünf soziale Schichten, in denen die Jugendlichen heranwachsen und sich bewegen, unterschieden. Von den Jugendlichen gehören 14% zur Oberschicht, 22% zur oberen Mittelschicht, 30% zur Mittelschicht, 24% zur unteren Mittelschicht und 10% der sozial schwächsten Schicht an.[10]

3.2.1 Ergebnisse des quantitativen Teils der Studie

Im Vergleich zur Vorgängerstudie im Jahr 2006 blieben die Jugendlichen bei ihrer konstruktiven und pragmatischen Haltung, auch vor dem Hintergrund der weltweiten Finanz- und Wirtschaftskrise mit den schwieriger werdenden Rahmenbedingungen. Unsicher gewordene Perspektiven und Berufsverläufe bringen die Jugendlichen nicht von ihrer optimistischen Grundhaltung ab. Sie gehen mit einer auffällig pragmatisch-taktischen Flexibilität bei den Herausforderungen in Alltag, Beruf und Gesellschaft um. Diese Haltung ist für den Lebensalltag prägend und sie bietet gleichzeitig Schutz davor, sich unterkriegen zu lassen. Unbekümmertheit kann aber auch zu Abtauchen, Aggression und Verweigerung führen, was die Jugendlichen aus der Balance bringt. Rückläufig ist die Zuversicht bei den Jugendlichen aus der sozial schwächsten Schicht. In allen

---

[10] Weitere Informationen zu den Ergebnissen der Jugendstudie bitte der Anlage 4 entnehmen

anderen Schichten hat sich der Optimismus erhöht. Fast drei Viertel aller Jugendlichen sind im Allgemeinen zufrieden. Weniger als die Hälfte der Jugendlichen aus der Unterschicht äußern sich positiv zu ihrem Leben. Damit sticht die schwächste Schicht deutlich hervor. Insgesamt zeigt sich eine selbstbewusste Generation, die gelernt hat, mit dem gesellschaftlichen Druck umzugehen (vgl. Albert *et al.* 2011: 15f).

3.2.2 Ergebnisse des qualitativen Teils der Studie

Der qualitative Studienteil beschäftigte sich mit „Jugend unter Druck" (Albert *et al.* 2011: 32). Jugendliche gehen unterschiedlich mit Druck um. In der Studie zeigten sich vier Optionen im Umgang mit Druck.[11] (vgl. Albert *et al.* 2011: 33f)

„Unter Druck stehen sie in erster Linie durch das Qualifizierungssystem, das die verschiedenen Wege in die Erwerbswelt strukturiert. Für die Befragten, die Druck empfinden – und das sind die meisten der befragten Jugendlichen –, steht die Auseinandersetzung mit den Anforderungen im Bildungs- und Ausbildungs-bereich absolut im Mittelpunkt und sie reagieren mit Leistungsbereitschaft. Jugendliche aus gehobenen Millieus, mit guten Qualifikationsvoraussetzungen und stabilen Elternhäusern sind dabei deutlich zuversichtlicher, ihre Ziele zu er-reichen." (Albert *et al.* 2011: 33)

Im Umgang mit Druck kann zwischen den sozialen Schichten unterschieden werden. Jugendliche der Mittelschicht (Gymnasiasten) finden sich bei den hochmotivierten und zuversichtlichen Jugendlichen. Mit den höheren Bildungsabschlüssen haben sie bessere Chancen auf dem Arbeitsmarkt (vgl. Albert *et al.* 2011: 33).

Realschüler sind Jugendliche, die ausbalancieren. Sie passen sich pragmatisch der Arbeitssituation an und reagieren flexibel. Stabilität erhalten sie durch ihre jeweiligen sozialen Netzwerke (vgl. Albert *et al.* 2011: 33).

Charakteristisch – sich unbedingt weiterzuentwickeln – galt für die Hauptschüler, die sich hinsichtlich der geringen Arbeitsmarktchancen unter Druck fühlen. Verweigerung und Rückzug ließen sie teilweise aus dem Qualifizierungssystem aussteigen (vgl. Albert *et al.* 2011: 33f).

Jugendliche sind je nach ihrer sozialen Ausgangslage unterschiedlich von Druck betroffen und haben unterschiedliche Strategien entwickelt, mit dem Druck umzugehen. Fallen diese Ausgleichsmechanismen weg, dann drohen die wenig privilegierten, da sie mit dem Qualifizierungssystem nicht mehr mithalten können,

---

[11] Optionen im Umgang mit Druck bitte der Anlage 5 entnehmen

„abzukippen". Zudem zeigen sich Differenzen in den Geschlechtern. Bei den Hochmotivierten sind die Mädchen deutlich in der Überzahl.

Werden die quantitativen und qualitativen Teile der Studie zusammengefasst, dann ergibt sich, dass die Jugendlichen dem äußeren Druck standhalten, ihn aber sensibel wahrnehmen. Obwohl sie der gesellschaftlichen Lage skeptisch gegenüber stehen, vertrauen sie darauf, mit Einsatz und Geschicklichkeit ihren eigenen Weg zu gehen. Die große Mehrheit von ihnen verstärkt die Investition in die schulische, berufliche und hochschulische Bildung. Die private Lebensführung wird danach gestaltet, dass der Bildungserfolg nicht leidet. Durch eigenen Einsatz wollen die Jugendlichen zumindest den gleichwertigen Abschluss ihrer Eltern erreichen. Die Beziehungen zu den Eltern sind sehr eng und freundschaftlich, und die Jugendlichen können sich auf die Unterstützung von den Elternhäusern verlassen. Allerdings ist diese krisenfeste Haltung in der jungen Generation ungleich verteilt. Eine zuversichtliche und optimistische Grundhaltung gelingt den Jugendlichen aus den beiden oberen Schichten am besten. Sie haben sehr gute Chancen und entsprechend groß sind ihre Zuversicht, ihr Optimismus und ihre Zufriedenheit (vgl. Albert *et al.* 2011: 343f).

Die Jugendlichen in der Mittelschicht erweisen sich als etwas skeptischer und weniger selbstsicher. Die Zufriedenheit ist bei diesen Jugendlichen durchaus positiv, jedoch können diese Jugendlichen nicht ganz ausschließen, in eine wirtschaftliche oder beruflich prekäre Lage zu kommen. Sie reagieren mit Pragmatismus und Zuversicht (vgl. Albert *et al.* 2011: 345).

Ganz anders ist die Situation bei den Jugendlichen aus den wirtschaftlich armen Elternhäusern. Deren Eltern haben eine geringe oder keine Berufsausbildung und sind immer wieder von Arbeitslosigkeit bedroht. In dieser sozialen Schicht verändern sich die Einschätzungen über die Lebenslage und sie sind geprägt von Pessimismus und Skepsis. Die sozial an den Rand gedrängten Jugendlichen spüren ihre prekäre Lebenslage deutlich, haben jedoch eine stille Hoffnung, den Einstieg in den Arbeitsmarkt schaffen zu können. In dieser Gruppe steigen die Werte für Ängste und Unsicherheiten und die dennoch vorhandene Zuversicht wird von Ohnmacht und Frustration erschüttert. Dies kann zu Enttäuschungen und Belastungen des Selbstwertgefühls führen und sich in Wut, Aggressionen, Schlägereien oder Alkoholexzessen äußern (vgl. Albert *et al.* 2011: 345).

Hier zeigt sich eine Spaltung der Jugendlichen in drei sehr unterschiedliche Lebenswelten. Die Anforderungen an das eigene Leben erhöhen sich und es hängt heute sehr viel mehr als früher davon ab, über welche persönlichen Kompetenzen ein Jugendlicher verfügt und welche materiellen und sozialen

Ressourcen das Elternhaus dazu beisteuern kann. Gegenüber den anderen vorausgegangenen Studien hat sich die Kluft zwischen den beiden privilegierten Gruppen und der randständigen Gruppe weiter vergrößert (vgl. Albert *et al.* 2011: 346).

3.3. Ergebnisse des Kinder- und Jugendgesundheitssurveys (KiGGS)

Das Robert-Koch-Institut in Berlin führte von Mai 2003 bis Mai 2006 eine repräsentative Befragung zum Gesundheitszustand von Kindern und Jugendlichen unter Einbeziehung der Eltern durch. Die Zielpopulation waren Kinder und Jugendliche im Alter von 0–17 Jahren sowie deren Eltern. Insgesamt waren es 17.641 Probanden an 150 zufällig ausgesuchten Orten der Bundesrepublik Deutschland. Der Aufbau des Surveys besteht aus mehreren Modulen (Psychische Gesundheit, Umweltsurvey, Motorik und körperliche Aktivität). In dieser Arbeit wird ausschließlich das Modul der Psychischen Gesundheit betrachtet. Die anderen Module finden keine Berücksichtigung. Die Untersuchung beinhaltete eine Befragung mittels Fragebögen, medizinische Untersuchungen und Interviews der Eltern sowie der Kinder und Jugendlichen ab 11 Jahren. In Teilstichproben wurden spezielle Fragestellungen vertiefend betrachtet und damit die Studie um spezifische Studienteile (z.B. Psychische Gesundheit) ergänzt (vgl. Hölling *et al.* 2007: 836ff).

3.3.1 Risiken und Ressourcen für die psychische Entwicklung von Kindern und Jugendlichen

Nach dem salutogenetischen Ansatz in der Gesundheitswissenschaft gewinnt die Frage nach den Schutzfaktoren zunehmen an Bedeutung, wenn die Risikofaktoren betrachtet werden sollen. Insgesamt wurden in dieser Untersuchung 6691 Kinder und Jugendliche im Alter von 11-17 Jahren durch Fragebögen zu den personalen, sozialen und familiären Ressourcen befragt, welche verschiedene Merkmale vorweisen.

Zum einen liegen diese Merkmale in der Persönlichkeit der Kinder und Jugendlichen selbst, mit der generellen Zuversicht, dass sich die Dinge, unabhängig vom eigenen Anstrengen, positiv entwickeln (Kohärenzsinn oder dispositioneller Optimismus). Eine weitere Ressource ist die Überzeugung, mit den Anforderungen umgehen zu können (allgemeine Selbstwirksamkeitserwartung). Der familiäre Zusammenhalt und das Erziehungsverhalten der Eltern bilden die familiäre Ressource. Gleichaltrige oder Erfahrungen mit anderen Erwachsenen zählen zu den sozialen Ressourcen.

Die Arbeit untersuchte die Verteilung der Ressourcen über verschiedene sozioökonomische Gruppen (Migrationshintergrund; niedriger, mittlerer, hoher sozioökonomischer Status; Vollständigkeit der Familien).[12]

Im Ergebnis wurde festgestellt, dass ein niedriger sozioökonomischer Status der Familie mit Defiziten bei den Ressourcen der Kinder und Jugendlichen einhergeht. Als Erklärungsansätze könnten die materiellen Entbehrungen, ein schlechterer Zugang zur Bildung und die vermutlich höhere Belastung mit einhergehenden Konflikten in den Familien herangezogen werden. Unter Kindern mit Migrationshintergrund findet sich ebenso ein größerer Prozentsatz mit schwach ausgeprägten personalen und sozialen Schutzfaktoren. Hierfür könnte der geringe soziale Status verantwortlich sein. Mädchen verfügen häufiger über schwach ausgeprägte personale und familiäre Ressourcen. Jungen sind dafür häufiger mit einer schwachen sozialen Unterstützung konfrontiert. Möglicherweise verfügen Mädchen über eine höhere soziale Kompetenz und Jungen über höhere Selbstwirksamkeitserwartungen. Für diesen Befund dürfte die Erziehung bzw. die geschlechterspezifische Sozialisation verantwortlich sein (vgl. Erhart *et al.* 2007: 800ff).

3.3.2 Messung soziodemographischer Merkmale im KiGGS und ihre Bedeutung am Beispiel der Einschätzung des allgemeinen Gesundheitszustands

In dieser vorliegenden Messung werden Gruppenunterschiede anhand von Alter, Geschlecht, Sozialstatus und Migrationshintergrund dargestellt. Die Einschätzung erfolgte durch die Eltern (Fremdeinschätzung), sowie mit Selbstausfüllbogen durch die Kinder und Jugendlichen (Selbsteinschätzung). Die Selbsteinschätzung wurde nicht berücksichtigt, da sie erst bei Kindern ab dem Alter von 11 Jahren vorliegt. Somit wurde die elterliche Einschätzung dargestellt, welche nur bedingt auf die Kinder und Jugendlichen übertragen werden kann.

Im Hinblick auf die Gesundheit ihrer Kinder haben die Eltern dies zu 39,2% als sehr gut und zu 54,1% als gut eingeschätzt. Erfreulicherweise wird damit nur bei 6,8% (zu 93,3%) der Kinder und Jugendlichen der Gesundheitszustand als mittelmäßig, schlecht oder sehr schlecht eingeschätzt.[13]

Die elterliche Einschätzung in der Studie zeigt, dass der Anteil der sehr guten Einschätzungen des Gesundheitszustandes mit zunehmendem Alter der Kinder

---

[12] Weiterführende Ergebnisse der Verteilung der Ressourcen bitte der Anlage 6 entnehmen

[13] Weitere Ergebnisse zum Gesundheitsstatus bitte der Anlage 7 entnehmen

und Jugendlichen abnimmt. Deutlich niedrigere Werte zeigen sich bei den Familien mit niedrigen sozialen Status und Migrationshintergrund. Bei der Differenzierung nach dem Geschlecht zeigen sich die Jungen im Altersverlauf zunächst mit schlechteren Bewertungen. Ab dem Alter von 14 Jahren weisen die sehr guten Bewertungen über den Gesundheitszustand der Jungen einen höheren Anteil auf, als bei den Mädchen. Durch die subjektive Einschätzung wurde hier die objektive Gesundheit nicht berücksichtigt, die jedoch den allgemeinen Gesundheitszustand wesentlich beeinflusst (vgl. Lange *et al.* 2007: 578ff).

3.3.3 Verhaltensauffälligkeiten bei Kindern und Jugendlichen – Erste Ergebnisse aus dem KiGGS

In diesem Teil der Studie beantworten die Eltern von 14.478 Kindern und Jugendlichen im Alter von 3-17 Jahren den Strengths and Difficulties Questionnaire (SDQ)[14]. Er erfasst die Verhaltensauffälligkeiten und Stärken in den Bereichen emotionale Probleme, Hyperaktivität, Verhaltensprobleme, Probleme mit Gleichaltrigen und prosoziales Verhalten. Hier wird die Gesamtbetrachtung dargestellt.[15] Die Kinder und Jugendlichen wurden als *unauffällig, grenzwertig* oder *auffällig* klassifiziert. Als soziodemographische Merkmale wurde das Alter in Gruppen (hier im Ausschnitt die 11-17-Jährigen, auffällig und grenzwertig klassifiziert), das Geschlecht und der Migrationsstatus berücksichtigt.

In der Auswertung des Gesamtproblems können insgesamt 11,2% der Jungen im Alter von 11-13 Jahren als auffällig und (9,5% als grenzwertig) identifiziert werden. Bei den Mädchen sind dagegen 5,7% auffällig (6,5% grenzwertig). Im Alter der 14-17-Jährigen Jungen sinkt der Wert von den Auffälligen auf 7,2% (grenzwertige Jungen 7,0%). Bei den Mädchen sind im Alter der 11-13-Jährigen 5,7% auffällig (6,5% grenzwertig). Im Alter von 14-17 Jahren verändern sich die Werte geringfügig auf 5,4% auffällig (5,1% grenzwertig). Kinder und Jugendliche mit Migrationshintergrund im Alter von 11-13 Jahren sind mit 12,0% höher auffällig (grenzwertig 13,2%) als Kinder ohne Migrationshintergrund mit 7,8% (grenzwertig 7,0%). Bei den 14-17-Jährigen sinkt der Wert auf 7,1% der Migrationskinder (grenzwertig 7,8%) und 6,2% der Nicht-Migranten (5,8%

---

[14] Der SDQ ist ein in Großbritannien entwickeltes Instrument zur Erfassung von Verhaltensstärken und -auffälligkeiten bei Kindern und Jugendlichen im Alter von 3 bis 16 Jahren. Der kurze Fragebogen wird von Eltern, sowie in einer Selbstbericht-Version von Jugendlichen ausgefüllt (Online im Internet: sdqinfo.org)

[15] Betrachtungen über die Subskalen: emotionale Probleme, Verhaltensprobleme und prosoziales Verhalten bitte Anlage 8 entnehmen

grenzwertig). Kinder aus Familien mit einem niedrigen sozioökonomischen Status im Alter von 11-13 Jahren sind mit 13,3% auffälliger (grenzwertig 10,1%) als Kinder aus einem hohen Status mit 3,9% (grenzwertig 4,4%) und im Alter der 14-17-Jährigen sind 9,1% der Kinder aus niedrigem Status auffälliger (grenzwertig 8,7%) als Jugendliche mit hohem Status zu 4,3% (grenzwertig sind 3,1%).

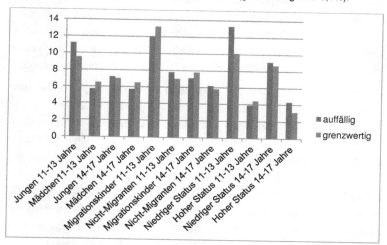

Bei den Auswertungen lagen britische Grenzwerte der Normstichprobe zu Grunde. Möglicherweise kann es daher zu einer Überschätzung der Problemlage führen. Daher wäre eine Erstellung neuer Grenzwerte für die deutschen Kinder und Jugendlichen notwendig. Unterschiede zwischen den Geschlechtern, Migranten oder Nicht-Migranten, sowie bei Kindern aus unterschiedlichem Status fallen in der Gruppe der 14-17-Jährigen am geringsten aus. Hier könnte möglicherweise das Elternurteil an Gültigkeit verlieren und sollte durch Eigenangaben ergänzt bzw. ersetzt werden. Mögliche Prävalenzschätzungen erfordern daher eine vorsichtige Interpretation.

Insgesamt weisen Kinder und Jugendliche Merkmale psychischer Auffälligkeiten auf. Verhaltensprobleme stehen im Vordergrund. Möglicherweise spielt hier der zunehmende Erwartungsdruck eine Rolle. Ein niedriger sozioökonomischer Status erhöht das Risiko für das Auftreten von psychischen Problemen. Kinder und Jugendliche mit Migrationshintergrund weisen häufiger psychischen Auffälligkeiten auf. Hier können eventuell Zusammenhänge zwischen den niedrigen sozialen Status der Migranten liegen, die sich als Auswirkungen der psychischen Probleme zeigen (vgl. Hölling et al. 2007: 790f).

3.3.4 Psychische Gesundheit von Kindern und Jugendlichen in Deutschland – Ergebnisse aus der BELLA-Studie im KiGGS

In der BELLA-Studie[16] wurde eine Unterstichprobe von 2863 Familien mit Kindern im Alter von 7-17 Jahren zum seelischen Wohlbefinden und Verhalten befragt. Anhand der Angaben über Symptome und Belastungen wurden im SDQ und weiterer Screening-Verfahren die psychischen Auffälligkeiten ermittelt. Beim Besuch im KiGGS-Zentrum erklärten sich die Familien mit einer Zusatzuntersuchung einverstanden. Zur Gewinnung der Eckdaten wurde ein Systemfragebogen von den Eltern (Elternurteil) und den Kindern (Selbsturteil) ausgefüllt.

Psychische Auffälligkeiten nach dem SDQ-Algorithmus ergaben bei den befragten Kindern und Jugendlichen eine Prävalenz von 21,9%. Gesamt betrachtet haben 9,7% der Kinder und Jugendlichen *wahrscheinlich* psychische Auffälligkeiten, 12,2% zumindest Hinweise auf eine psychische Auffälligkeit (möglich). Betrachtet man nach dem Geschlecht, sind diese bei den Jungen mit 10,9% (wahrscheinlich) bzw. mit 13,1% (möglich) höher als bei den Mädchen mit 8,4% (wahrscheinlich) bzw. 11,2% (möglich). Mit zunehmendem Alter der Kinder steigen die Werte bei den Jungen und Mädchen leicht an. In der Betrachtung des sozioökonomischen Status sind die Familien mit niedrigem Status deutlich häufiger betroffen (wahrscheinlich: 13,2%, möglich: 18,1%) im Vergleich zu den Familien mit mittleren Status (wahrscheinlich: 8,6%, möglich: 12,2%) und hohem Status (wahrscheinlich: 8,9%, möglich: 7,6%).

Erfreulicherweise zeigen sich insgesamt 78,1% der Kinder unauffällig.[17]

In der BELLA-Studie wurde ein besonderes Augenmerk auf die positiv wirkenden Schutzfaktoren gelegt. Somit kann davon ausgegangen werden, dass die personalen, familiären und sozialen Ressourcen bei den unauffälligen Kindern ausreichend vorhanden sind. Bei den Kindern mit Hinweisen auf psychische Auffälligkeiten liegen sie im geringeren Ausmaß vor und bei den wahrscheinlich auffälligen Kindern am geringsten. Für Kinder haben psychische Auffälligkeiten eine Beeinträchtigung ihrer Lebensqualität zur Folge. Trotz der Belastungen findet in ca. der Hälfte der Fälle keine psychologische, psychotherapeutische oder psychiatrische Behandlung statt (vgl. Ravens-Sieberer *et al.* 2007: 871ff).

---

[16] Die BELLA-Studie erhebt Daten zum seelischen Wohlbefinden und Verhalten von Kindern und Jugendlichen als repräsentative und vertiefende Teilstichprobe von ca. 3000 Kindern und Jugendlichen, sowie deren Eltern zur psychischen Gesundheit (Online im Internet: bella-study.org)
[17] Spezifische Störungen bitte der Anlage 9 entnehmen.

4. Resümee

Werden alle Ergebnisse aus den hier verwendeten Studienergebnissen zusammengefasst, dann ist festzustellen, dass es der überwiegenden Mehrheit der Kinder und Jugendlichen in Deutschland, bezogen auf den Gesundheitsstatus, gut geht.

Die größte Ressource der Kinder, wie auch der Jugendlichen sind die Elternhäuser. Dort erfahren sie Rückhalt, Unterstützung und Sicherheit. Diese Erkenntnis dürfte hierzulande viele Eltern sehr beruhigen, denn Erziehung wird gleichzeitig von großer Unsicherheit geprägt. Offensichtlich hat es die heutige Elterngeneration geschafft, sich trotz der autoritären Erziehung im Nachkriegsdeutschland oder des diktatorischen DDR-Regimes, selbstbewusst zu behaupten und einen demokratischen Erziehungsstil für sich selbst zu präferieren. Die Studien zeigen jedenfalls, dass fast alle Jugendlichen ein gutes Verhältnis zu ihren jeweiligen Eltern haben.

Eine weitere große Ressource der Kinder und Jugendlichen sind die Peers, die in der Adoleszenz immer mehr an Bedeutung gewinnen. Gute Freunde zu haben – und von diesen Freunden anerkannt zu werden – wird bei den Jugendlichen sehr hoch gewertet. Offensichtlich hält sich die Mehrheit der Jugendlichen bei ihren persönlichen und sozialen Kontakten in Gruppen auf, die ihnen schlicht „gut tun".

Jedoch – und auch das zeigen die Ergebnisse – begleiten nicht wenige Kinder und Jugendliche Ängste und Depressionen, bzw. zeigen diese Kinder psychische Auffälligkeiten. Im Hinblick auf Burnout bei Kindern und Jugendlichen, kann an dieser Stelle kein Zusammenhang festgestellt, aber auch nicht – und dies ist das entscheidende – ausgeschlossen werden. Es existieren keine entsprechenden Studienergebnisse. Möglicherweise scheitert es bei der Erstellung dieser speziellen Studien an der fehlenden Klassifizierung des Burnout-Syndroms.

Festzustellen ist, der psychische und gesellschaftliche Druck steigt, auch für die Kinder und Jugendlichen und bedeutet eine hohe Stressbelastung. Mobbing an allen Schulformen ist keine Seltenheit mehr. Selbst in Kindergärten oder auf Spielplätzen werden Kinder gemobbt. Bisher halten die Kinder und Jugendlichen unter den immer schwieriger werdenden Rahmenbedingungen noch „Kurs". Eine zukünftige spannende Frage wird jedoch sein, ob sie diesen Kurs weiter beibehalten werden können.

Schaut man auf die erfassten Risikofaktoren, dann geht ein niedriger sozioökonomischer Status mit einer deutlich erhöhten Betroffenheit in Bezug auf psychische Probleme einher. Vor allem wenn mehrere Risikofaktoren zusammentreffen, ist die psychische Gesundheit beeinträchtigt. Die BELLA-Studie wurde im Zusammenhang auf die Ressourcen untersucht und leistet somit einen Beitrag, zukünftige Interventionsmaßnahmen gezielt an die Risikogruppen zu richten. Werden die Ressourcen bei den belasteten Kinder und Jugendlichen gestärkt, kann dies eine gesunde Entwicklung unterstützen. Derzeit laufen zwei Nachuntersuchungen dieser Studie. Es bleibt daher abzuwarten, wie sich diese Ergebnisse darstellen.

In einem Spiegel-Online-Artikel war am 6. Juni 2012 zu lesen, dass Kritiker behaupten, Burnout bei Kindern wäre eine Modeerscheinung. Diese kritischen Stimmen wurden laut, weil ihrer Ansicht nach viel zu schnell Medikamente in Fällen von auffällig erscheinenden Kindern verschrieben würden. Gestützt wurden diese Behauptungen durch Statistiken des Bundesinstitutes für Arzneimittel und Medizinprodukte (Opitz: Online im Internet: spiegel.de).

Gegen eine Einordnung von Burnout als generelle Modeerscheinung sprechen zunächst einmal die Krankheitskosten als Folgekosten von Stress. Die Kosten durch psychosoziale Überbelastungen betragen einen mehrstelligen Milliarden-Euro-Bereich. 5,2 Milliarden Euro wurden nach Berechnungen des Statistischen Bundesamtes im Jahr 2008 allein für Depressionen ausgegeben. Psychische Verhaltensstörungen waren 2008 die dritthöchste Kostengruppe mit insgesamt 254,3 Milliarden Euro (Werner: Online im Internet: abendblatt.de)

Aus der BELLA-Studie geht hervor, dass Kinder und Jugendliche in Deutschland eine Prävalenz für psychische Auffälligkeiten in Höhe von fast 22% aufweisen. Im internationalen Vergleich wurde in epidemiologischen Studien eine mittlere Prävalenz von 18% festgestellt. Damit korrespondieren die Ergebnisse mit den Eckdaten der KiGGS-Studie und zeigen Übereinstimmung mit internationalen Untersuchungen, die über ein insgesamt hohes Niveau von psychischen Auffälligkeiten im Kindes- und Jugendalter berichten. Die häufigsten Störungen sind Angst und dissoziale Störungen. Burnout als Modererscheinung zu deklarieren erscheint bei dieser Datenlage schon fast ein bisschen grotesk.

6 Gesundheitsförderung am Beispiel Hamburger Schulen

Wie könnten wir den Kindern und Jugendlichen helfen?

Möglicherweise wäre es zunächst wichtig, eine Burnout-Erkrankung nicht zu bagatellisieren. Für Eltern könnte dies unter Umständen einen schwierigen Prozess darstellen, spielen doch immer eigene Versagensängste eine Rolle. Darauf gilt es mit Verständnis und Gelassenheit zu reagieren.

Stress ist zunächst ein positiver biologischer Zustand. Bilden sich jedoch daraus Depressionen oder Versagensängste, dann sollte umgehend reagiert werden. Stress prägt zunehmend unser Zeitalter und teilweise bestimmt er unser Leben. Dies könnte die Schlussfolgerung zulassen, dass es sich bei dem Burnout-Syndrom um einen Zeitgeist handelt, der auf die Bedürfnisse und Nöte einer verunsicherten, sich im Wandel befindenden Gesellschaft hinweist (vgl. Schüler-Schneider *et al.* 2011: online im Internet). Umso mehr besteht dringender Handlungsbedarf, spezielle Studien im Hinblick auf Burnout bei Kindern zu entwickeln in denen die Selbstaussagen der Kinder eine stärkere Gewichtung erhalten.

Die Techniker Krankenkasse (TK) hat ein SNAKE-Programm gegen Stress bei Kindern und Jugendlichen („Stress nicht als Katastrophe erleben") entwickelt. Voraussetzung, um als Schule an diesem Programm teilnehmen zu können ist, dass sich die Schule *aktiv* mit Gesundheitsförderung beschäftig. Das Programm richtet sich an Jugendliche der achten und neunten Klassen. In der Aktion „Mobbingfreie Schule – gemeinsam Klasse sein!" geht die TK gezielt gegen Mobbing an Schulen vor (Online im Internet: tk.de).

Das Landesinstitut für Lehrerbildung und Schulentwicklung (LI Hamburg) bietet Beratung für Schulen in Hamburg an, die sich mit dem Thema Gesundheits-förderung auseinandersetzen möchten. Die Entwicklung der Aktion „Mobbingfreie Schule" entstand aus einer Kooperation der TK mit dem LI Hamburg und wird bereits bundesweit umgesetzt (Online im Internet: li.hamburg.de). Jedoch sind die Lehrer gezwungen, wollen sie an den Programmen oder Aktionen des LI teilnehmen, ihre eigene Schule zu verlassen. Daher wäre wünschenswert, das LI würde die Programme und Aktionen direkt in den jeweiligen Schulen anbieten. Lehrer könnten somit Wertschätzung und Unterstützung vor Ort erfahren.

Mit der Ausweitung der Ganztagsschulen wurden in Hamburg neue Akzente gesetzt. Die Hamburgische Arbeitsgemeinschaft für Gesundheitsförderung e.V. (HAG) unterstützt das Landesinstitut bei der Ausschreibung „Gesunde Schule". Jedes Schuljahr wird zu einem eigenen Motto ein Gesundheitspreis verliehen. Alle Hamburger Schulen, die gesundheitsförderliche Ziele anstreben und erreichen, können daran teilnehmen und erhalten die Auszeichnung *„Gesunde Schule".* Im Schuljahr 2010/2011 erhielten insgesamt 25 Hamburger Schulen diese Auszeichnung (Online im Internet: hag-gesundheit.de).

Kinder aus finanziell benachteiligten Familien können bundesweit durch den Ausbau von Ganztagsschulen nur gewinnen. Ein eindringliches Beispiel ist hier leider das Schulessen, denn für arme Familien ist es mitunter sehr schwierig, die

Kinder gesund und ausreichend zu ernähren. Hinzu würden vielfältige Angebote in der Nachmittagsbetreuung (Hilfe bei den Hausaufgaben, Sportangebote, Kunst- und Theater- AGs, sowie Projektunterricht) kommen. Kinder aus benachteiligten Familien könnten diese vielfältigen Angebote nutzen oder einen altersgerechten Umgang mit Medien (Computer-AG) erfahren.

Die Gewinner des deutschen sozialen Systems sind die Kinder und Jugendlichen aus den sozial hoch gestellten Familien. Verlierer des Systems sind die Kinder und Jugendlichen der Unterschicht und die Migranten. Hurrelmann et al. schreiben dazu in ihrer Kinderstudie: „Eine Gesellschaft, in der die Jüngsten schlechtere Lebensperspektiven haben, weil sie in eine benachteiligte Familie hineingeboren werden, ist der Inbegriff einer ungerechten Gesellschaft." (Hurrelmann *et al.* 2010: 351). Dieser Aussage kann ich persönlich nur zustimmen. Ungleichheiten der Kindheit sind deswegen Ungerecht, weil die Kinder selbst keinen Einfluss auf ihre eigenen Lebensbedingungen nehmen können. Diese Ungerechtigkeit muss sich zunächst die politische Regierung der Bundesrepublik vorwerfen lassen.

Aber auch die Gesundheitswissenschaft hat eine hohe Verantwortung dazu beizutragen, dass Kinder und Jugendliche gestärkt werden und gesund bleiben. Hier wäre wünschenswert, wenn auch in Kindergärten oder Grundschulen Anti-Mobbing oder SNAKE-Programme präventiv wirken könnten, damit Burnout gar nicht erst entstehen kann. Reagieren wir jetzt nicht, dann wird uns Burnout bei Kindern und Jugendlichen zukünftig, besonders in Zeiten des demographischen Wandels, vor sehr große gesundheitswissenschaftliche und gesundheits-ökonomische Herausforderungen stellen.

6 Quellenverzeichnis

Albert, Mathias; Hurrelmann, Klaus; Quenzel, Gudrun; TNS Infratest Sozialforschung (2011): *16. Shell Jugendstudie Jugend 2010*. 2. Auflage. Frankfurt am Main: Fischer Taschenbuch Verlag

Bonita, Ruth; Beaglehole, Robert; Kjellström, Tord (2008): *Einführung in die Epidemiologie*. 2. vollständig überarbeitete Auflage. Bern: Verlag Hans Huber

Duden (1999): *Die deutsche Rechtschreibung*. 21. völlig neu bearbeitete und erweiterte Auflage. Augsburg: Weltbild Sonderausgabe

Duden (1992): *Das Wörterbuch medizinischer Fachausdrücke*. 5. vollständig überarbeitete und ergänzte Auflage. Mannheim, Leipzig, Wien, Zürich: Duden-Verlag

Gatterburg, Angela; Großbongardt, Annette (2012): *Diagnose Burnout*. München: Deutsche Verlags Anstalt

Hoefert, Hans-Wolfgang (keine Angabe): *Psychologie 6 – Spezielle Aspekte der Psychologie- Psychologie der Pflege und Pflege als Beruf*. Hamburg: HFH Hamburger Fern-Hochschule (Studienbrief)

Hurrelmann, Klaus; Razum, Oliver (Hrsg.) (2012): *Handbuch Gesundheitswissenschaften*. 5. vollständig überarbeitete Auflage. Weinheim und Basel: Beltz Juventa

Hurrelmann, Klaus; Andresen, Sabine; TNS Infratest Sozialforschung (2010): *Kinder in Deutschland 2010 2. World Vision Kinderstudie*. Frankfurt am Main: Fischer Taschenbuch Verlag

Jaggi, Ferdinand (2008): *Burnout-praxisnah*. Stuttgart: Georg Thieme Verlag

Roche Lexikon (1987): *Medizin*. 2. neubearbeitete Auflage. München: Urban & Schwarzenberg

Schwartz, Friedrich Wilhelm; Walter, Ulla; Siegrist, Johannes; Kolip, Petra; Leidl, Reiner; Dierks, Marie-Luise; Busse, Reinhard; Schneider, Nils (Hrsg.) (2012): *Public Health*. 3. Auflage. München: Urban & Fischer

Erhart, M.; Hölling, H.; Bettge, S.; Ravens-Sieberer, U.; Schlack, R. (Robert Koch-Institut, Berlin) (2007): *Der Kinder- und Jugendgesundheitssurvey (KiGGS): Risiken und Ressourcen für die psychische Entwicklung von Kindern und Jugendlichen*. Bundesgesundheitsbl–Gesundheitsforsch–Gesundheitsschutz 2007 · 50:800-809: Springer Medizin Verlag. Online im Internet: URL:http://www.springerlink.com/content/g12186111xn38327/ (09.05.12)

Hamburgische Arbeitsgemeinschaft für Gesundheitsförderung e.V. (2011): *Gesunde Schule*. Online im Internet: URL:http://www.hag-gesundheit.de/lebenswelt/schule/gesunde-schule (21.08.12)

Landesinstitut für Lehrerbildung und Schulentwicklung (keine Angabe): *Gesundheitsförderung*. Online im Internet: URL:http://li.hamburg.de/gesundheit (21.08.12)

Hölling, H.; Erhart, M.; Ravens-Sieberer, U.; Schlack, R. (Robert Koch-Institut, Berlin) (2007): *Verhaltensauffälligkeiten bei Kindern und Jugendlichen Erste Ergebnisse aus dem Kinder- und Jugendgesundheitssurvey (KiGGS)*. Bundesgesundheitsbl-Gesundheitsforsch-Gesundheitsschutz 2007 · 50:784-793. Springer Medizin Verlag. Online im Internet: URL:http://www.springerlink.com/content/42268452u555w5pm/ (09.05.12)

Hölling, H.; Schleck, R.; Kamtsiuris, P.; Butschalowsky, H.; Schlaud, M.; Kurth, B.M. (Abteilung für Epidemiologie und Gesundheitsberichterstattung, Robert Koch-Institut, Berlin) (2012): *Die KiGGS-Studie Bundesweit repräsentative Längs- und Querschnittstudie zur Gesundheit von Kindern und Jugendlichen im Rahmen des Gesundheitsmonitoring am Robert Koch-Institut*. Online publiziert: 7. Juni 2012. Bundesgesundheitsbl 2012 · 55: 836-842: Springer-Verlag. Online im Internet: URL:http://www.springerlink.com/content/c7r2p2k8133746v2/?MUD=MP (11.07.12)

Lange, M.; Kamtsiuris, P.; Lange, C.; Schaffrath Rosario, A.; Stolzenberg, H.; Lampert, T. (Robert Koch-Institut, Berlin) (2007): *Messung soziodemographischer Merkmale im Kinder- und Jugendgesundheitssurvey (KiGGS) und ihre Bedeutung am Beispiel des allgemeinen Gesundheitszustands*. Bundesgesundheitsbl-Gesundheitsforsch-Gesundheitsschutz 2007 · 50:578-589. Springer Medizin Verlag. Online im Internet: URL:http://www.springerlink.com/content/n6447358ql174320/ (09.05.12)

OECD (keine Angabe): *Programme for International Student Assessment (PISA)*. Online im Internet: URL: http://www.oecd.org/pisa/pisaaufdeutsch/ (23.08.12)

Opitz, Barbara (2012): *ADHS, Burnout, Depression: Forscher warnen vor Millionen Scheinpatienten*. Spiegel-Online am 06. Juni 2012. Online im Internet: URL:_http://www.spiegel.de/gesundheit/diagnose/adhs-burnout-depression-forscher-warnen-vor-millionen-scheinpatienten-a-836033.html (25.06.12)

Ravens-Sieberer, Ulrike (keine Angabe): *Die BELLA-Studie*. Online im Internet: URL: http://www.bella-study.org/ (21.08.12)

Ravens-Sieberer, U.; Wille, N.; Bettge, S.; Erhart, M. (Robert Koch-Institut, Berlin) (2007): *Psychische Gesundheit von Kindern und Jugendlichen in Deutschland Ergebnisse der BELLA-Studie im Kinder- und Jugendgesundheitssurvey (KiGGS)*. Bundesgesundheitsbl-Gesundheitsforsch-Gesundheitsschutz 2007 · 50:871-878. Springer Medizin Verlag. Online im Internet: URL:http://www.springerlink.com/content/q752ut2u5u67pv7k/ (09.05.12)
Schüler-Schneider, Axel; Schneider, Barbara; Hillert, Andreas (2011): *Burnout als Krankheitskonzept*. Stuttgart: Georg Thieme Verlag. Online im Internet: URL: https://www.thieme-connect.de/ejournals/html/10.1055/s-0031-1276895 (23.08.12)

Techniker Krankenkasse (2011): *SNAKE – ein Stressbewältigungstraining für Jugendliche.* Online im Internet:
URL:http://www.tk.de/tk/gesunde-lebenswelten/gesunde-schule/snake/211908
(21.08.12)

Techniker Krankenkasse (2011): *Mobbingfreie Schule – gemeinsam Klasse sein!*
Online im Internet:
URL:http://www.tk.de/tk/gesunde-lebenswelten/gesunde-schule/mobbing/108934
(21.08.12)

The Strengths and Difficulties Questionnaires (2012): Online im Internet:
URL: http://www.sdqinfo.org/
(21.08.12)

Werner, Cornelia (2010): *Burn-out schon bei Kindern.* Hamburger Abendblatt.
Online im Internet:
URL:http://www.abendblatt.de/ratgeber/wissen/article1596786/Burn-out-schon-bei-Kindern.html
(25.06.12)

7 Anlagenverzeichnis

Anlage 1

Methoden der Epidemiologie

Die moderne Epidemiologie bedient sich quantitativer Methoden, um Krankheiten von bestimmten Gruppen der Bevölkerung zu untersuchen. Es werden häufig Daten aus der Gesundheitsberichterstattung herangezogen. Entsprechend spezialisierte Studiendesigns achten auf eine möglichst hohe interne Validität. Dabei werden bereits vorliegende Untersuchungen herangezogen. Ziel dieser Studien sind präzise Bestimmungen über die Häufigkeit einer Krankheit und deren Umsetzung in eine Intervention oder Public Health-Maßnahme (vgl. Hurrelmann, Razum 2012: 280f). Dabei ist zu beachten, dass jede Studie Gefahr läuft, die nicht die ganze Zielpopulation untersucht, allein aus Zufallsgründen ein Ergebnis zu produzieren, das nicht der Realität entspricht (vgl. Schwartz *et al.* 2012: 423).

Sämtliche Daten werden zusammengefasst und ausgewertet. Die Verfahren sind: t-Test (Mittelwertvergleiche zweier Stichproben), Korrelation (Ausmaß der Veränderung zweier Variablen) oder Regression (Variablen beeinflussen sich gegenseitig). Für die Berechnung helfen spezielle Computer-Programme (vgl. Bonita *et al.* 2008: 118ff).

Die Glaubwürdigkeit von Studienergebnissen muss sorgfältig geprüft und darf nicht als gegeben vorausgesetzt werden. Instrumente und Checklisten sind daher für die Bewertung des Verzerrungspotentials obligatorisch und haben in Deutschland einen als Verordnung verpflichtenden Charakter (vgl. Schwartz *et al.* 2012: 449).

Anlage 2

1 Stress

Beim Stress unterscheiden sich Stressoren und Stressreaktionen. Bei den Stressoren wird zwischen inneren (z.b. Gefühl der Überforderung) und äußeren Stressoren (z.B. Lärm) unterschieden. Stressreaktionen sollen den Stress bewältigen. Es sind psychische und physische Reaktionen.

Dabei werden 3-Phasen unterschieden:

1. Phase der Aktivierung (Adrenalin-, Noradrenalin- und Koritsolausschüttung mit körperlichen Symptomen wie Schwitzen, Zittern, Herzklopfen, häufiger Harndrang, Übelkeit etc.)

2. Widerstandsphase (Schlafstörungen, Erschöpfbarkeit, Schwindel)

3. Erschöpfungsphase (z.B. Zusammenbruch der Infektabwehr, kardiale oder gastrointestinale Beschwerden, bis zu bedrohlichen psychischen Symptomen)

(vgl. Jaggi 2008: 8).

2 Mobbing

Von Zuschlag (zit. n. Jaggi 2008: 8) wird Mobbing als: „Schikanöses Handeln einer oder mehrerer Personen, das gegen eine Einzelperson oder eine Personengruppe gerichtet ist." definiert. Die schikanösen Handlungen dauern über einen längeren Zeitraum an, weil die Täter das Opfer in seinem Ansehen schädigen und ggf. aus seiner Position vertreiben wollen. „Typische Mobbing-Handlungen sind zum Beispiel: Jemand wird wie Luft behandelt, jemand wird lächerlich gemacht oder es werden falsche Gerüchte verbreitet." (Jaggi 2008: 8).

Anlage 3

Ergebnisse der Kinderstudie

Im Hinblick auf die sehr umfangreichen *Ergebnisse der Kinderstudie* werden die Inhalte hier nur auszugsweise wiedergegeben. Im Mittelpunkt der Zusammenfassung steht die unmittelbare Lebenswelt der Kinder (Familie, Freizeit, Schule und Potentiale).

Kinder wollen selbst gestalten. Sie nehmen ihre Umwelt sensibel wahr und melden eigene Ansprüche an. Allerdings wirken maßgeblich und nachhaltig die sozialen Unterschiede der Kinder bereits ab dem Grundschulalter. Armut und fehlende häusliche Ressourcen führen dazu, dass die Kinder an geringeren Möglichkeiten (in Vereinen mitmachen, Kreativangebote nutzen) teilnehmen können. Der materielle Druck in den Familien und die existenziellen Sorgen werden von den Kindern sehr genau registriert. Kinder aus den unteren Schichten sind häufig auf sich allein gestellt. Ihr Alltag ist größtenteils auf Fernsehen oder anderen Medienkonsum ausgerichtet. Es fehlt ihnen an Rückhalt und gezielter Förderung (vgl. Hurrelmann *et al.* 2010: 16).

Kinder aus den gehobenen Schichten können hingegen von Anfang an ihre besseren Chancen nutzen. Im Vergleich zu den sozial schlecht gestellten Kindern erhalten sie eine deutlich größere Förderung. Sie können einen stabilen Freundeskreis aufbauen und vielfältige Gelegenheiten nutzen. Diese Kinder lernen, wie sie ihr Leben angehen müssen, um die angebotenen Chancen zu nutzen. Im Alltag werden sie durchaus auch mit Bewährungsdruck konfrontiert, jedoch stehen ihnen mehr Wege offen und sie verfügen über ein besseres Selbstbewusstsein gegenüber den ganz unterschiedlichen Herausforderungen (vgl. Hurrelmann *et al.* 2010: 16).

Die Familie hat heute viele Gesichter. Sie stellt für die Kinder die primäre Sozialisation dar. Familie bietet den Rückhalt, sowie Schutz und Sicherheit. Sie bleibt auch dann bestehen, wenn andere Sozialisationsinstanzen (Schule, Freundeskreis) durch den Prozess des Heranwachsens, mehr an Bedeutung gewinnen. Heutige Familien nehmen unterschiedliche Formen an. Mehr als ein Fünftel der Kinder im Alter von 6-11 Jahren wächst nicht mit den leiblichen Eltern auf, 16% leben bei Alleinerziehenden und weitere 5% mit einem Stiefelternteil. In der klassischen Kernfamilie (miteinander verheiratete Eltern) leben 71% der Kinder (vgl. Hurrelmann *et al.* 2010: 17).

„Eine niedrige soziale Herkunftsschicht, ein allein erziehender Elternteil sowie fehlende Integration der Eltern in den Arbeitsmarkt sind die klassischen Risikofaktoren für ein Aufwachsen in Armut. Bezieht man sich auf die Herkunft der Kinder, so wird deutlich, dass fast die Hälfte der Kinder der Unterschicht einen Migrationshintergrund hat: Schichtzugehörigkeit und Migrationshintergrund bedingen sich. Familien, in denen möglichst beide Eltern einer regelmäßigen Erwerbstätigkeit nachgehen, sind hingegen vergleichsweise gut geschützt." (Hurrelmann *et al.* 2010: 19)

Werden die Kinder über die Zufriedenheit befragt, wie ihre Eltern für sie da sind, dann fällt in dieser Studie die ausgesprochen positive Bewertung der 6-11-Jährigen auf. 44% der Jungen und 45% der Mädchen äußern sich *sehr positiv* und weitere 37% der Jungen und 39% der Mädchen *positiv*. Negativ äußerten sich 3% der Mädchen und Jungen, weitere 2% bewerteten sehr negativ. Zu berücksichtigen ist dabei, dass Zufriedenheitsabfragen im Allgemeinen eher positive Ergebnisse bringen. Jedoch ist das familiäre Wohlbefinden der Kinder in Deutschland bemerkenswert hoch (vgl. Hurrelmann *et al.* 2010: 20).

Aus einer Liste mit 16 Freizeitaktivitäten wurden 6 Aktivitäten von den Kindern am häufigsten genannt: Freunde treffen (65%), Sport treiben (56%), Radfahren (56%), Musik hören (50%), mit Spielzeug spielen (49%) und Fernsehen (48%). Dabei lassen sich die Kinder verschiedenen Gruppen zuordnen. Die *normalen Freizeitler* (52%) gehen in ihrer Freizeit unterschiedlichen Aktivitäten nach (Sport, Bewegung, Freunde treffen, Unternehmungen mit der Familie, Mediennutzung). Dabei werden je nach Neigung und den eigenen Vorlieben unterschiedliche Aktivitäten ausgeübt. *Vielseitige Kids* (24%) widmen sich neben den Freunden und Sport vor allem kulturell-musischen Kreativangeboten (sie lesen viel, machen selber Musik, basteln oder malen oder sind in Bereichen wie Theater, Ballett aktiv). Entgegengesetzt dazu finden sich die *Medienkonsumenten* (24%), die sich zwar ebenso mit Freunden treffen und Sport treiben, ansonsten jedoch vor allem Fernsehen oder am Computer spielen. Blickt man im Zusammenhang auf die unterschiedlichen Schichten, dann gehören die *vielseitigen Kids* vorrangig Kinder aus den gehobenen Schichten an, während sich hingegen bei den *Medienkonsumenten* Kinder aus den unteren Schichten finden (vgl. Hurrelmann *et al.* 2010: 21). Kinder im Alter von 6-11 Jahren sind in der Regel mit ihrer Freizeit zufrieden. 54% äußern sich sehr positiv und 32% positiv. 5% der Kinder sieht die eigene Freizeit negativ. In der Unterschicht äußert sich jedes vierte Kind (28%) *nicht* positiv über die eigene Freizeit. Im Gegensatz dazu ist es in den anderen Schichten nicht einmal jedes zehnte Kind. Kinder mit konkretem Armutserleben (26%) sind ähnlich selten mit ihrer Freizeit zufrieden. Kinder mit

Migrationshintergrund sind häufiger unzufrieden (19%) als einheimische Kinder (12%) (vgl. Hurrelmann *et al.* 2010: 25).

Bei der Betrachtung der Schulform bestimmt die soziale Herkunft über den Bildungsverlauf. 71% der Kinder in der Altersgruppe besuchen die Grundschule. Ein Viertel teilt sich auf unterschiedliche Schulformen im Sekundarbereich I auf, weitere 4% besuchen die Förderschule. Die Zusammenhänge aus der Herkunftsschicht sind dabei auffällig. Gerade einmal 1% der Kinder im Alter von 6-11 Jahren besucht aus der Unterschicht ein Gymnasium, während hingegen dies für 22% der Kinder aus der Oberschicht gilt. 13% der Kinder aus der Unterschicht sind auf einer Förderschule, im Vergleich zu etwa 1% der Kinder aus den oberen Schichten. An dieser Stelle werden die getrennten Bildungswelten sichtbar (vgl. Hurrelmann *et al.* 2010: 26). Die Kinder fühlen sich in der Schule meistens wohl, wünschen sich jedoch mehr Beteiligung an schulischen Entscheidungsprozessen. Nur ein Drittel der Mädchen und ein Viertel der Jungen haben den Eindruck, dass ihre Ansichten vom Klassenlehrer oder der Klassenlehrerin wertgeschätzt würden (Hurrelmann *et al.* 2010: 205f).

Bei der Zufriedenheit der Kinder bezüglich der Schule äußern sich 70% der Kinder *positiv*. 30% sind neutral oder negativ eingestellt. Wird nach der Herkunft differenziert, sind 53% der Kinder aus der Unterschicht eher distanziert positiv eingestellt. Kinder aus der Oberschicht weisen mit einem Wert von 73% die höchsten positiven Bezüge zur Schule auf. Das konkrete Armutserleben und die *Medienkonsumenten* haben einen Einfluss auf die Zufriedenheit mit der Schule. Zudem äußern sich jüngere Kinder häufiger sehr zufrieden (49%).

Potentiale für die Gestaltung eines *guten Lebens* ist die Selbstwirksamkeit (Herausbildung von Selbstwertgefühl und Selbstbewusstsein). Die größte Entwicklung von Selbstbewusstsein erfahren Kinder in diesem Alter, wenn sie wahrnehmen, dass ihre eigene Meinung wertgeschätzt wird. Die Wertschätzung basiert dabei auf den alltäglichen Mitwirkungs- und Partizipationserfahrungen[18]: in den Alltag einbezogen werden; nach der eigenen Meinung gefragt werden und dabei erleben, dass diese ernst genommen wird. Weitere förderliche Faktoren sind ein großer Freundeskreis und vielseitige Freizeitaktivitäten. Medien gehören bei Jungen zur Lebenswelt mit dazu, jedoch als alleinige Freizeitaktivitäten engen sie eher ein. Armut und fehlende elterliche Zuwendung hindern die Entwicklung von Selbstwirksamkeit. Nach wie vor entscheidet dabei die Herkunft (vgl. Hurrelmann *et al.* 2010: 31f).

---

[18] Partizipation: das Teilhaben

„Kinder aus bildungsfernen Schichten haben weniger Chancen, da ihnen nicht die Ressourcen zur Verfügung stehen, die Kinder aus gehobenen Schichten haben. Dies bezieht sich sowohl auf die finanziellen Möglichkeiten in der Familie als auch auf die vorhandenen Kompetenzen, den Kindern Chancen zu eröffnen." (Hurrelmann *et al.* 2010: 32)

Anlage 4

Ergebnisse der Jugendstudie

Die sehr umfangreichen *Ergebnisse der Jugendstudie* werden hier nur auszugsweise wiedergegeben. Im Mittelpunkt der Zusammenfassung stehen die Lebenswelten der Jugendlichen bezogen auf die Familie, Schule und Freizeit.

Die Bilder von einer frühzeitigen und konfliktreichen Ablösung vom Elternhaus sind schon lange nicht mehr prägend für die Heranwachsenden in Deutschland. Vielmehr zeichnet sich ein Bild von eher partnerschaftlichen Beziehungen der Jugendlichen zu ihren Eltern ab. Der Wunsch, nach einem eigenständigen Leben steht nicht im Widerspruch zu einem gleichzeitig engen Bezug zu den Eltern oder Großeltern. Die Ablösung vom Elternhaus ist heute eine gemeinsame geplante und ausgehandelte Sache und nicht mehr ein konfliktbeladener Lebensabschnitt (vgl. Alber *et al.* 2011: 63).

Die Familien nehmen für die Jugendlichen einen hohen Stellenwert ein. Mehr als drei Viertel der Jugendlichen (76%) stellt für sich „[...] fest, dass man eine Familie braucht, um wirklich glücklich leben zu können." (Albert *et al.* 2011: 17). Die Familie bildet durch Rückhalt und positive emotionale Unterstützung den sicheren Heimathafen und genießt bei den Jugendlichen ein hohes Ansehen. Mehr als 90% der Jugendlichen haben ein positives Verhältnis zu ihren Eltern, 35% kommen bestens mit ihnen aus und weitere 56% kommen klar, auch wenn es einmal Meinungsverschiedenheiten gibt. Gegen diesen Trend sinkt bei den Jugendlichen aus der Unterschicht (40%) die Zustimmung. Der Wunsch nach eigenen Kindern hat im Vergleich zu den Vorjahren zugenommen, wobei offen bleibt, ob er sich auch realisieren lässt, wirken doch vielfältige Schwierigkeiten um Ausbildung, berufliche Integration und Familiengründung in möglichst kurzer Zeit zusammenzubringen (vgl. Albert *et al.* 2011: 17-18).

Jedoch spielt auch bei den Jugendlichen die soziale Herkunft eine wichtige Rolle. Sie determiniert[19] in einem großen Maße die Chancen der Jugendlichen. Ein großer Teil der Elternhäuser verfügt über sehr gute sozioökonomische und soziale Rahmenbedingungen. Damit verbinden sich in aller Regel sehr gute Bildungschancen. Daneben findet sich eine beachtenswerte Zahl an Eltern, denen es gelingt, unter nicht ganz spannungsfreien Rahmenbedingungen, den Kindern ein gutes Leben zu bieten. Jedoch darf nicht übersehen werden, dass ein Teil der Jugendlichen unter prekären Lebensumständen aufwächst. Bei den Jugendlichen mit Eltern hoher Bildungsabschlüsse gibt es nur wenige

---

[19] determiniert: bestimmen, begrenzen, festlegen

Jugendliche, die das Abitur selber nicht schaffen. Im Gegenzug sind aber hohe Bildungsabschlüsse der Jugendliche, deren Eltern keinen oder einen einfachen Abschluss haben, deutlich seltener. Für diese Gruppe haben sich die Chancen auf Bildung noch einmal verschlechtert, denn das Risiko in der unteren Schicht zu verbleiben hat in den letzten Jahren zugenommen (vgl. Albert *et al.* 2011: 54).

Die Vielzahl der Möglichkeiten hinsichtlich der eigenen Lebensgestaltung ist ein neues modernes Phänomen. Demzufolge finden sich bei den Jugendlichen hohe Stellenwerte im Erfahrungen sammeln, Grenzen zu testen und Alternativen auszuprobieren. Cliquen mit Peers, Partnerschaften und das Verhältnis zu sich selbst stehen dabei im Mittelpunkt. Peergroups stellen Übungs- und Trainingsräume für das Sozialleben dar, denn es gilt, die sozialen Regeln gemeinsam zu üben, sich gegenseitig Halt und Orientierung zu geben und Sinnbezüge zu schaffen (vgl. Albert *et al.* 2011: 80f).

Die Freizeit ist somit der wichtigste soziale Raum der Jugendlichen. Identitätsbildung und die damit verbundene Selbstentfaltung wirken prägend. Die soziale Herkunft ist hier ebenfalls strukturierendes Merkmal, denn Jugendliche aus sozial besser gestellten Familien erleben Impulse und positive Verstärkungen. Damit zählen sie zur Gruppe der *kreativen Freizeitelite*. Die Jugendlichen aus den sozial benachteiligten Familien erleben keine fördernde Struktur und gehören zur Gruppe der *Medienfixierten*. Durch fehlende Perspektiven wenden sich die Jugendlichen von der Gesellschaft ab (vgl. Albert *et al.* 2011: 18).

Die Gruppierung der Freizeitgruppen führt zu vier fast gleich großen Gruppen. Fast ein Viertel der Jugendlichen (23%) lässt sich als *kreative Freizeitelite* charakterisieren. Diese Jugendlichen lesen Bücher (65%), machen Sport (47%), unternehmen viel mit der Familie (38%), und haben eine kreativ-künstlerische Ader (30%). In der Gruppe der *engagierten Jugendlichen* (23%) sind 74% aktiv im Vereinssport tätig, machen 42% nebenbei häufig Sport, engagieren sich 19% in Projekten und spielen auch gerne am Computer (36%). Die dritte Gruppe sind die *geselligen Jugendlichen* (28%), bei denen das Treffen mit Leuten der Schwerpunkt ist (87%). Weiterhin stehen Discobesuche (57%), Shoppen (34%) und Kneipenbesuche (14%) relativ hoch im Kurs. In der Kontrastgruppe der *Medienfixierten* (26%) sind neben Fernsehen (84%) und Internet (77%), noch Musik hören (79%), DVD (46%) und Rumhängen (33%) angesagt. Im Zusammenhang der jeweiligen Schichten weisen die stärksten Merkmale die soziale Unterschicht auf. Jugendliche aus dieser Schicht sind fast zur Hälfte

Medienfixierte (47%). Die anderen sozialen Schichten weisen keine so markanten Abweichungen auf (vgl. Albert *et al.* 2011: 98).

Im Freizeitverhalten nimmt das Internet eine zentrale Bedeutung ein. Fast alle Jugendlichen (96%) haben einen Internetzugang. Dort kann keine Spaltung der sozialen Herkunft festgestellt werden. Durchschnittlich verbringen die Jugendlichen fast 13 Stunden pro Woche online. Am häufigsten werden dabei soziale Netzwerke wie Facebook, Lokalisten, Schüler- oder Studi-VZ genutzt. Andere beschäftigen sich regelmäßig mit Online-Computerspielen. Die Studie stellte große Unterschiede in der Nutzung des Internets fest. Es wurden Nutzertypen unterschieden, die den jeweiligen Schichten zugeordnet werden konnten. In der Studie wurden sie benannt als die *Gamer*, die das Internet zum Spielen nutzen (Jugendliche der Unterschicht). *Digitale Netzwerker* (ohne Schichtprofil) bewegen sich in den sozialen Netzwerken. Die *Funktionsuser* (ohne spezifischen Schichtprofil) beschränken ihre Zeit mit der Suche nach gezielten Informationen wie E-Mails oder Einkäufen im Internet. Die *Multi-User* (aus den oberen Schichten) nutzen das Internet als gezielte Informationsquelle mit allen sozialen Möglichkeiten (vgl. Albert *et al.* 2011: 19).

Nur mit einem adäquaten Schulabschluss können die Jugendlichen ihre oft ehrgeizigen beruflichen Wünsche verwirklichen. Dazu müssen jedoch entsprechende schulische Leistungen vorgewiesen werden. Das Problem der Jugendlichen ist, dass sie nicht beliebig viele Möglichkeiten ausprobieren können, sondern sie müssen sich entscheiden. Diese haben jedoch langfristige Konsequenzen. Der Bildungsweg prägt in Deutschland drei große Weichenstellungen. Nach der Grundschule steht die Wahl der weiterführenden Schule an, danach die Wahl einer schulischen oder beruflichen Ausbildung und nach diesem Abschluss der Ausbildung oder des Studiums geht es schließlich um die erfolgreiche Integration ins Berufsleben. Sehr früh stellt sich daher die Frage, wie die Jugendlichen ihren Weg ins Berufsleben gestalten wollen. Von ihrer sozialen Herkunft abhängig haben sie unterschiedliche Startchancen. Wesentlichen Einfluss hat dabei der Bildungshintergrund der Eltern. Zwar herrschen formal die gleichen Bildungschancen auf dem Papier und den Jugendlichen stehen die gleichen Bildungswege offen, jedoch zeigt sich in der Studie, dass die erreichten Bildungsabschlüsse im engen Zusammenhang mit den Bildungsabschlüssen der Eltern stehen. *Bildung wird in Deutschland also sozial vererbt.* Deutschland gehört im internationalen Vergleich zu den Ländern, die ungewöhnlich früh eine Aufteilung der Schüler nach dem erreichten

Leistungsstand vornehmen. Damit werden die künftigen Bildungswege organisatorisch getrennt (vgl. Albert *et al.* 2011: 71f).

Das deutsche Schulsystem erzeugt in seinem Aufbau die Chancenstruktur der jungen Generation. Nach der gemeinsamen Schule entscheiden die Lehrkräfte (in Hamburg mit Einfluss der Eltern[20]) über die zentrale Frage, welche weiterführende Schule das Kind besuchen wird. Ein einziger Bildungweg hält dabei alle weiteren Bildungswege offen: *Das Gymnasium.*[21] Aus allen Untersuchungen geht hervor, wie stark dieser Wunsch angestiegen ist, in diese Schulform aufgenommen zu werden. 60% der Eltern wünschen sich das für ihre Kinder. *Das Gymnasium verspricht den sozialen Aufstieg* (vgl. Albert *et al.* 2011: 42).

International vergleichende Studien des PISA-Programms[22] haben Deutschland gezeigt, dass die soziale Herkunft der Jugendlichen für den Schulerfolg abhängt. Dies ist so stark, wie in keinem anderen Land. Dies hat im großen Teil im dem Aufbau des Schulsystems zu tun. Entsprechend ist die Weichenstellung für die weitere Schullaufbahn nach der Grundschule für die Eltern und Kinder angstbesetzt (vgl. Albert *et al.* 2011: 42).

Der schulische Druck der Jugendlichen steigt. Die Jugendlichen haben ein großes Bewusstsein, wie wichtig heute die schulische Ausbildung ist. Schüler, die sich ihrer schulischen Perspektive nicht sicher sind (37%) blicken seltener zuversichtlich in die Zukunft als diejenigen, die davon überzeugt sind, ihre schulischen Pläne zu verwirklichen (60%). Entsprechendes Frustpotential ist an dieser Stelle vorhanden, denn nicht alle Kinder können mit den schulischen Anforderungen Schritt halten (vgl. Albert *et al.* 2011: 75-76).

---

[20] Hinzufüg. d. Verf.
[21] Nur das Gymnasium gibt es in allen 16 Bundesländern und nur diese Schulform trägt überall diesen Namen.
[22] PISA: Sind Studien der OECD mit internationalen Schulleistungsuntersuchungen (Online im Internet: oecd.org)

Anlage 5

Optionen im Umgang mit Druck

Die *vier Optionen* werden wie folgt beschrieben:

In der ersten Option, bezeichnet als *„Aktivität und Motivation"* (Albert *et al.* 2011: 32) finden sich die sehr aktiven und hoch motivierten Jugendlichen. Sie haben sehr hohe Bildungsziele. Die hohe Leistungsbereitschaft ist dabei das zentrale Merkmal. Strategien im Umgang mit Druck sind Zeitmanagement, Sport als Ventil, notfalls auch das Herabschrauben der Erwartungen.

Jugendliche der zweiten Option *„Ausbalancieren und Stabilisieren"* (Albert *et al.* 2011: 32) stehen unter Druck, weil sie einen sicheren Arbeitsplatz bekommen wollen. Da die Ausgangssituation bei ihnen mitunter erschwert sind, strengen sie sich sehr an, um sich zu qualifizieren. Zum Ausgleich tauchen sie in die Jugendszene ab oder machen Party.

Die dritte Option *„Verweigerung und Rückzug"* (Albert *et al.* 2011: 32) zeigt, dass Jugendliche aus der Balance geraten können. Diese Jugendlichen entzogen sich den Befragungen. Sie zogen sich zurück in Computer-Spiele oder Phantasiewelten und waren für die Befrager nicht mehr erreichbar.

„Unbeeindruckte und Zuversicht" (Albert *et al.* 2011: 33) sind die vierte Option. Diese Jugendlichen verfügen über Strategien (guter Schulabschluss, soziale Netzwerke) mit denen sie den Druck bewältigen. Ventile im Stress sind hier z.B. Sport. Diese Jugendlichen dosieren ihr Engagement sorgfältig.

Anlage 6

Verteilung der Ressourcen

Personale Ressourcen:

Von den befragten Kindern und Jugendlichen verfügen 79,8% über ausreichende personale Ressourcen. 8,9% weisen Defizite auf und 11,9% sogar deutliche Defizite. In beiden Altersgruppen fanden sich mehr Defizite bei den Mädchen (13,0%) als bei den Jungen (9,5%). Kinder mit Migrationshintergrund hatten mehr Defizite (13,0%) gegenüber den Nicht-Migranten (10,9%). Im sozioökonomischen Status war der *niedrigste Status mit 13,8% der Status mit den meisten Defiziten.* Im Hinblick auf die Vollständigkeit der Familie stellte die Untersuchung ein Defizit von 10,9 % in der vollständigen Familie und 12,2% in der unvollständigen Familie fest.

Soziale Ressourcen:

Ungefähr 78,2% der Kinder und Jugendlichen können sich auf ausreichende soziale Ressourcen stützen. 12,0% verfügen über gering ausgeprägte Ressourcen und bei 9,7% zeigen sich deutliche Defizite. Jungen (12,3%) sind davon häufiger betroffen als Mädchen (7,1%). Beim *Migrationsstatus hatten 13,8% mehr Defizite* als Kinder ohne Migration (8,9%). Beim niedrigsten sozioökonomischen Status fanden sich die meisten Defizite mit insgesamt 12,7%. In der Vollständigkeit der Familien zeigten sich bei den Defiziten keine größeren Unterschiede.

Familiärer Zusammenhalt:

Insgesamt 79,4% der Kinder und Jugendlichen berichten über einen Zusammenhalt in der Familie, 8,9 % haben Defizite und *11,7% deutliche Defizite.* In den Altersgruppen sind bei den 14-17-Jährigen deutlich mehr Defizite (14,8%) vorhanden als bei den jüngeren Kindern (7,0%). Migranten ober Nicht-Migranten unterscheiden sich kaum voneinander, ebenso sind bei der Vollständigkeit der Familien kaum Unterschiede vorhanden.

Psychosoziale Belastungen:

Über ein Viertel der Kinder und Jugendlichen *(27,4%) leben in einem Haushalt mit niedrigem sozioökonomischen Status,* 47,2 % der Kinder und Jugendlichen leben in einem mittleren und 25,3 % in einem hohen sozioökonomischen Status. *Deutlich in der Überzahl (52,1%) leben Kinder und Jugendliche mit Migrationshintergrund im niedrigen Status* gegenüber den Nicht-Migranten (22,9%), wobei sich kaum ein Unterschied zwischen den Altersgruppen finden lässt. Deutlich ist auch ein Unterschied bei der Vollständigkeit der Familien. Kinder und Jugendliche in vollständigen Familien leben zu 27,8% im hohen, 48,6% im mittleren und 23,6% im niedrigen Status. Dagegen leben 9,3% der Kinder und Jugendlichen im hohen, 39,5% im mittleren und *51,2% im niedrigen Status.*

Zusammenhänge zwischen Risiko- und Schutzfaktoren:

Kinder und Jugendliche mit einem niedrigen sozioökonomischen Status haben häufigere (13,8%) Defizite in den personalen Ressourcen. Über eine *stark beeinträchtigte Unterstützung berichten 12,7% der Kinder und Jugendlichen* im niedrigen sozialen Status. Beim mittleren sind es dagegen nur 8,5% und beim hohen sozialen Status nur 7,6%. Beim Anteil der Kinder und Jugendlichen nehmen die *Defizite im familiären Zusammenhalt zu, wenn der soziale Status sinkt.* Diese Effekte sind bei den jüngeren Kindern ausgeprägter.

(vgl. Erhart *et al.* 2007: 800ff)

Anlage 7

Ergebnisse zum Gesundheitsstatus

Bei den *Jungen zeigen sich* die größten Gesundheitsrisiken vor allem durch Verletzungen und Vergiftungen, welche sich in einer Übersterblichkeit bis ins Erwachsenenalter zeigen. Sie werden häufiger den Ärzten vorgestellt und fallen häufiger durch neurotische und emotionale Störungen im Sozialverhalten auf. Jungen verhalten sich in vielen Bereichen (z.b. Rauchen, Alkohol- oder Drogenkonsum) *gesundheitsriskanter als Mädchen*. Essstörungen oder internalisierende Störungen finden sich häufiger bei den Mädchen. Nach der Pubertät schätzen sie ihre Gesundheit schlechter ein und berichten beim Arztbesuch über psychosomatische Gesundheitsbeschwerden und eine schlechtere psychische Gesundheit. Im Umgang mit dem eigenen Körper werden geschlechtsspezifische Unterschiede deutlich. Jungen sind seltener mit dem eigenen Körperbild zufrieden und Mädchen fühlen sich als zu dick.

Bei dem sozialen Status sind von Unfallverletzungen, Entwicklungsstörungen, psychischen und Verhaltensauffälligkeiten sowie zahnmedizinischen Problemen häufiger *Kinder und Jugendliche aus sozial benachteiligten Familien* betroffen. Sie verhalten sich eher gesundheitsriskant (z.b. durch Rauchen, Bewegungsmangel oder einseitige Ernährung) und *schätzen ihre eigene Gesundheit schlechter ein*. Bezeichnen 47,6% der Eltern mit hohem Sozialstatus die Gesundheit ihrer Kinder als sehr gut, sind nur 32,4% bei niedrigem Sozialstatus.

Die Eltern der Kinder mit Migrationshintergrund stufen den Gesundheitszustand ihrer Kinder zu 32,5% als sehr gut ein. Eltern von Kindern ohne Migration 40,4%, demnach insgesamt deutlich besser. Sogar als mittelmäßig oder schlecht stufen 12,6% der Eltern von Migrantenkindern den Gesundheitszustand ein (ohne Migration 5,5%). Die Unterschiede werden mit zunehmendem Alter geringer.

(vgl. Lange *et al.* 2007: 579ff)

Anlage 8

Subskalen

Die Subskala der emotionalen Probleme erfasst Ängste und depressive Stimmungen. Nach Angaben der Eltern liegen bei 11.1% der Jungen im Alter von 11-13 Jahren Hinweise auf Auffälligkeiten vor (7,7% grenzwertig). Dieser Wert sinkt auf 6,6% bei den 14-17-Jährigen (6,0% grenzwertig). Die Mädchen sind mit 11,4% bei den 11-13-Jährigen (7,6% grenzwertig) und 10,8% der 14-17-Jährigen mehr betroffen (grenzwertig 8,0%). Migrationskinder im Alter von 11-13 Jahren sind mit 13,5% auffälliger (grenzwertig 8,9%) als Kinder ohne Migration mit 10,8% (7,4% grenzwertig). Bei den 14-17-Jährigen Migrationskindern sind 10,6% auffälliger (grenzwertig 7,4%) als Nicht-Migranten 8,3% (6,9% grenzwertig). Eltern mit niedrigem Sozialstatus berichten über ihre 11-13-jährigen Kinder zu 16,3% von Auffälligkeiten (grenzwertig 6,9%) gegenüber den Eltern mit hohem Status 6,0% (7,4% grenzwertig) und bei den 14-17-Jährigen mit niedrigem Status zu 9,4% (9,1% grenzwertig) gegenüber den Kindern mit hohen Sozialstatus zu 7,9% (4,6% grenzwertig).

Die Subskala der Verhaltensprobleme erfasst Hinweise auf dissoziales und deviantes[23] Verhalten. Die 11-13-Jährigen Jungen werden mit 18,3% auffällig (18,2% grenzwertig) eingestuft. In der Altersgruppe der 14-17-Jährigen Jungen sind 15,7% auffällig (15,2% grenzwertig). Die 11-13-Jährigen Mädchen sind zu 11,7% auffällig (15,4% grenzwertig). Im Alter von 14-17 Jahren sind 11,6% auffällig (12,5% grenzwertig) im Verhalten. Die Migrationskinder der 11-13-Jährigen sind zu 19,3% auffällig (20,3% grenzwertig) im Unterschied zu den Nicht-Migranten, von denen 14,1% auffällig (16,1% grenzwertig) sind. Bei den 14-17-Jährigen Migranten haben 15,1% ein auffälliges Verhalten (15,5% grenzwertig). Die Nicht-Migranten-Kinder dieser Altersgruppe sind zu 13,4% auffällig (13,6% grenzwertig). Beim niedrigen sozioökonomischen Status der 11-13-Jährigen sind 20,4% der Kinder auffällig (21,8% grenzwertig). Kinder dieser Altersklasse mit hohem Status sind zu 8,8% auffällig (13,4% grenzwertig). In der Altersklasse der 14-17-Jährigen verhalten sich 20,1% der Kinder im niedrigen Status auffällig (16,5% grenzwertig) und Jugendliche der Altersgruppe mit hohem Status sind zu 9,9% auffällig (9,8% grenzwertig).

Prosoziales Verhalten gehört zu den Stärken der Kinder und Jugendlichen. Im Sinne des SDQ werden die Defizite der Kinder als auffällig (starke Defizite), grenzwertig oder unauffällig (keine Defizite) klassifiziert. Erfreulicherweise verhält

---

[23] deviant: abweichend

sich die Mehrheit der Kinder prosozial. In der Altersgruppe der 11-13-jährigen Jungen sind 4,7% der Kinder auffällig (8,3% grenzwertig), bei den Mädchen 2,7% (grenzwertig 5,6%). Bei den 14-17-jährigen Jungen sind 5,7% auffällig (10,3% grenzwertig), bei den gleichaltrigen Mädchen 3,0% auffällig (5,9% grenzwertig). Kinder mit Migrationsstatus im Alter von 11-13 Jahren sind zu 4,2% auffällig (7,4% grenzwertig) gegenüber den Nicht-Migranten zu 3,6% auffällig (6,9% grenzwertig). Bei den 14-17-jährigen Migranten sind 5,4% auffällig (7,7% grenzwertig) gegenüber den Nicht-Migranten 4,2% auffällig (8,2% grenzwertig). 11-13-jährige Kinder mit niedrigen sozioökonomischen Status verhalten sich zu 5,6% auffällig (7,6% grenzwertig) gegenüber den Kindern mit hohem Status zu 3,0% (grenzwertig 5,4%). In der Altersgruppe der 14-17-Jährigen sind 4,5% der Kinder mit niedrigem Status auffällig (9,2% grenzwertig), Jugendliche mit hohem Status zu 4,5% (grenzwertig 8,1%).

(vgl. Hölling *et al.* 2007: 784ff)

Anlage 9

Spezifische Störungen

Spezifische Störungen, die in der Studie abgefragt wurden, sind Depression, Ängste, ADHS und Störungen des Sozialverhaltens. Kinder, die mindestens *einen Hinweis auf eine Auffälligkeit aufwiesen, waren ein Anteil von 64,6%.* Spezifische Störungen weisen bei den Depressionen 5,4%, bei den Ängsten 10,0%, beim ADHS 2,2% und bei den Störungen des Sozialverhaltens 7,6% der Kinder auf. Die *Ängste sind dabei am häufigsten vertreten, speziell bei den 11-13-Jährigen (12,0%), sowie im niedrigen sozioökonomischen Status (12,9%),* gefolgt vom mittleren Status (10,1%). Im hohen Status haben hingegen 8,0% der Kinder Ängste. Auch *nehmen diese mit zunehmendem Alter wieder ab* (9,4% bei den 14-17-Jährigen). Im *Störungen des Sozialverhaltens* stechen ebenso die *Kinder mit niedrigen Status* hervor (11,3%). Unterschiede in den Altersgruppen finden sich dort kaum. Bei den Depressionen verhält es sich ähnlich. *Kinder im niedrigsten Status haben auch hier den höchsten Wert mit 7,3%,* gefolgt vom mittleren Status (5,5%) und dem hohen Status (3,8%).

(vgl. Ravens-Sieberer *et al.* 2007: 871ff)

CPSIA information can be obtained
at www.ICGtesting.com
Printed in the USA
BVHW070922180820
586703BV00001B/153